AF309823

TRAITEMENT

DE

L'ENTROPION ET DU TRICHIASIS

PAR

LE PROCÉDÉ DE HOTZ

PAR

Fernand GIRAUD

Docteur en médecine de la Faculté de Paris,
Chef de clinique ophthalmologique.

PARIS

ADRIEN DELAHAYE et EMILE LECROSNIER, EDITEURS

Place de l'Ecole-de-Médecine.

1884

TRAITEMENT

DE

L'ENTROPION ET DU TRICHIASIS

PAR

LE PROCÉDÉ DE HOTZ

PAR

Fernand GIRAUD

Docteur en médecine de la Faculté de Paris,
Chef de clinique ophthalmologique.

PARIS

ADRIEN DELAHAYE et EMILE LECROSNIER, EDITEUR

Place de l'Ecole-de-Médecine.

1884

MEIS ET AMICIS

TRAITEMENT

DE L'ENTROPION & DU TRICHIASIS

PAR LE PROCÉDÉ DE HOTZ

INTRODUCTION.

Il y a deux ans environ, l'occasion nous fit, un jour, assister à la clinique de notre excellent maître, le Dr Gillet de Grandmont, à une opération de trichiasis double pratiquée par le Dr Tillet, chef de clinique du professeur Hotz, de Chicago.

Le procédé employé et qui porte le nom du Dr Hotz, son inventeur, nous frappa par les avantages qu'il offre en vue de la cicatrisation rapide de la plaie opératoire.

La méthode aussi simple que la plupart des procédés déjà employés nous a paru tout d'abord préférable à tous les systèmes déjà connus. Toutefois, comme il est peu de maladies ou infirmités qui aient donné lieu à tant de recherches et de manœuvres opératoires, nous avons voulu suivre et étudier par nous-même la méthode de Hotz, avant de rien écrire à ce sujet, nous souvenant bien que les opérations déjà pratiquées donnent presque toujours un résultat immédiat qui prête à l'enthousiasme, mais que les rechutes sont la règle et les guérisons radicales et permanentes l'exception.

Notre excellent maître, le Dr Gillet de Grandmont, séduit aussi par les avantages de cette opération, n'en pratiqua plus d'autres désormais, et c'est en nous basant sur les résultats par lui obtenus, que nous allons exposer la méthode de Hotz et ses avantages.

Nous sommes étonné de n'avoir été devancé en France dans l'exposé du procédé, que par le professeur Dor, de Lyon, qui n'en a donné dans la « Revue d'ophthalmologie» (janvier 1884), qu'une statistique et un compte rendu trop sobres de détails; pour le praticien qui voudrait le répéter dans de bonnes conditions.

Comme le Dr Tillet a pratiqué deux fois seulement l'opération devant notre maître, le Dr Gillet de Grandmont, et qu'à cette époque nous ignorions que le procédé eût été entièrement relaté dans les Annales d'ophthalmologie et d'otologie de Knapp (vol. VIII, n° 2), nous nous sommes souvenu seulement du principe fondamental de l'opération et nous nous sommes écarté dans quelques détails du procédé type imaginé par le professeur américain.

Notre opération constituera donc une variété du procédé de Hotz, nous permettant toutefois d'arriver aux mêmes conclusions et aux mêmes résultats.

Nous remercions bien sincèrement M. le professeur Guyon d'avoir bien voulu accepter la présidence de notre thèse.

M. le Dr Gillet de Grandmont, dont nous sommes

depuis longtemps l'élève, a droit ici à un témoignage public de notre affectueuse gratitude ainsi qu'à nos remerciements. Nous les lui adressons de grand cœur.

Notre ami, M. Lemarquis, a bien voulu mettre à notre disposition sa connaissance approfondie de la langue anglaise pour nos traductions et recherches bibliographiques; nous le remercions aussi de son affectueuse obligeance.

REVUE DES PRINCIPALES VARIÉTÉS CLINIQUES D'ENTROPION ET DE TRICHIASIS

Le trichiasis n'est autre chose que la déviation des cils contre le globe.

L'entropion est constitué par le renversement en dedans des paupières dont les cils viennent se mettre en rapport avec le globe et l'irriter (Panas).

Ces deux affections sont presque toujours réunies ; c'est pourquoi nous associons l'étude de leur traitement qui ne peut différer que pour les cas de trichiasis partiel et limité.

Le distichiasis, le tristichiasis et le tetrastichiasis ne sont que des variétés de l'affection dans lesquelles il y a double, triple ou quadruple rangée de cils déviés.

Le trichiasis est total ou partiel, suivant qu'il existe dans toute ou partie de la paupière.

Le trichiasis partiel est interne, externe ou médian, d'après son siège à la partie externe, interne ou médiane de la paupière.

Les causes du trichiasis et de l'entropion sont la rétraction du tissu conjonctival et du tarse dont la courbure se modifie.

La rétraction elle-même est causée par le trachôme, les cautérisations thérapeutiques et les traumatismes.

Le trichiasis peut encore être congénital.

Lorsque l'entropion n'est qu'accidentel et produit par une cicatrice vicieuse, il porte le nom d'entropion cicatriciel.

Quelques affections de la paupière déterminent un entropion passager appelé entropion aigu, qui peut, sous l'influence d'une foule de causes, devenir entropion chronique.

La variété musculaire ou spasmodique de l'entropion est produite par les contractions d'origine nerveuse de l'orbiculaire.

Lorsqu'il y a phthisie, absence du globe ou simplement microphthalmie, il existe quelquefois un entropion que l'on désigne alors sous le nom d'entropion bulbaire.

Quelle que soit sa cause, sa nature ou sa variété, l'entropion, qui est souvent accompagné de trichiasis, entraîne à sa suite une foule de désordres dans l'appareil de la vision.

Ses complications, par ordre de fréquence, sont la kératite panniforme, les ulcères de la cornée et sa destruction consécutive, lorsque l'affection date de longtemps. La conjonctivite seule n'accompagne que le trichiasis partie li n-terne ou externe, parce qu'alors la cornée est à l'abri du frottement ciliaire au moins dans les mouvements directs du globe.

La diminution ou la perte totale de la vision sera donc quelquefois la conséquence du trichiasis, si le praticien ne s'empresse de corriger à temps le vice de conformation de la paupière. Du reste les douleurs seules endurées par le malade réclameraient une intervention alors que la cornée et le globe lui-même ne courraient aucun danger. On trouve bien des malades qui, habitués au frottement de la cornée par les cils, tolèrent à peu près ce qu'ils ne considéreraient plus que comme une gêne, s'ils y voyaient clair ou n'avaient, de temps en temps des poussées de kératite aiguë, ce qui arrive surtout lorsque les cils sont courts, durs et raides comme les soies d'une brosse.

Cette affection est donc de celles dont le traitement doit être rapide en même temps que basé sur des données pour ainsi dire mathématiques.

L'historique dans lequel nous allons entrer va nous montrer que les procédés ne manquent pas, mais leur nombre prouve justement leur insuffisance.

HISTORIQUE. — CRITIQUE.

Contre le trichiasis pur l'épilation a dû être le premier traitement usité, c'est le plus rationnel.

Malheureusement les cils repoussent et l'opération doit être, pour ainsi dire quotidienne.

Les caustiques chimiques, tels que la potasse, le sulfure de calcium, le nitrate d'argent, toutes les pâtes épilatoires ont été mis en usage, mais ils sont difficiles à manier dans le voisinage de la cornée et les avantages n'en compensent pas les inconvénients.

L'électro-puncture et l'igni-puncture sont des moyens qui peuvent être employés, mais dans le trichiasis tout à fait limité, parce que, en détruisant le bulbe d'un cil on peut dévier son voisin, les cicatrices de cautérisation étant remarquables par leur rétractilité qu'il est difficile de mesurer d'avance et de diriger.

La déviation des cils par invagination dans la peau de la paupière (Celse, Knapp, Snellen) constitue encore un moyen infidèle, car cette opération délicate doit être renouvelée environ tous les trois mois, temps que met un cil à se développer et tomber.

Bowmann employait les agglutinatifs tels que le collodion, ou les bandelettes de diachylon avec lesquels il relevait le bord dévié de la paupière, ou fixait les cils repliés sur eux-mêmes.

Tous ces modes de traitement doivent être considérés comme des palliatifs, comme des procédés d'attente à appliquer chez les malades qui ne voudraient tout d'abord se résoudre à un traitement chirurgical plus énergique.

Arlt, Goyrand, Nélaton, Vidal de Cassis appliquèrent des sutures et des serres-fines pour plisser la peau de la paupière et la transformer en organe de redressement.

L'excision d'un pli vertical de la peau a été pratiquée par Durand.

Desmarres excisait un pli horizontal d'une étendue proportionnelle au trichiasis lui-même. La correction n'est que temporaire, la cicatrice cutanée n'offrant pas une résistance suffisante par elle-même.

On peut en dire autant des procédés de cautérisation actuelle ou potentielle (Celse, Abul Kasem, Callisen, Helling, Jüncken) bien que les caustiques tels que acide sulfurique, fer rouge, etc., déterminent une mortification de la peau et des cicatrices qui contractent des adhérences quelquefois profondes et, par suite, plus résistantes.

Les sutures de Gaillard (de Poitiers) surtout quand elles sont combinées avec la canthoplastie d'Ammon (procédé de Pagenstecker) sont encore un des moyens les plus efficaces ; mais elles laissent après elles des cicatrices et des plis disgracieux, et souvent ne font que transformer une trichiasis ou un entropion total en un trichiasis ou un entropion partiel, inconvénient que de Wecker a cherrché à éviter en associant la transplantation ciliaire au procédé de Pagenstecker.

Le soulèvement du tarse par une anse de fil s'attachant au sourcil (Sperino), l'excision d'un faisceau de l'orbiculaire (Cunier, Key), la myotomie sous-cutanée (Cunier), la ténotomie de l'orbiculaire ou section du ligament palpébral interne (Woillemier), canthotomie ou section de la commissure interne, la section verticale de la paupière représentent une série de moyens de traitement qui ont eu peu d'imitateurs.

Je ne parlerai pas de l'ablation du bord libre de la paupière comprenant toute la surface d'implantation des cils; ce ne peut-être qu'une opération d'amphithéâtre que l'on montrera aux élèves pour les en dégoûter à jamais.

La transplantation ciliaire, inventée par Paul d'Egine et modifiée par Arlt et Jäsche consiste à faire :

1° La division du bord libre de la paupière en deux feuillets, l'un antérieur contenant les cils et leurs bulbes, l'autre postérieur comprenant le tarse et la conjonctive palpébrale ;

2° L'excision d'un lambeau de peau au-dessus du niveau de la ligne des bulbes ciliaires ;

3° La suture de la lèvre inférieure de la plaie avec la lèvre supérieure.

Ce procédé nous a paru défectueux, parce qu'il laisse à nu une partie du cartilage et que, dans l'entropion, ce dernier restera toujours pour irriter la cornée.

De Græfe pratiquait la tarsotomie verticale au niveau des deux commissures dédoublant le bord libre de la paupière comme dans le procédé de Arlt et relevait le lambeau ciliaire de 4 à 5 millimètres.

Ce procédé plus compliqué que celui de Arlt, n'en offre assurément pas les avantages.

Anagnostakis dans le trichiasis partiel opérait la résection de cils et de leurs bulbes après les avoir limités par deux incisions verticales et parallèles, ensuite il terminait par la ligature en tirant sur le lambeau moyen qui arrivait quand même au niveau des deux lambeaux latéraux.

Galezowski perfectionna ce petit procédé très ingénieusement en divisant la paupière en trois portions, une cutanée, une ciliaire moyenne et la troisième conjonctivale, puis attirant en bas la portion ciliaire il l'excisait en enlevant ainsi les cils déviés et leurs bulbes et laissait la réunion se faire d'elle-même.

Ces deux procédés sont à conserver ; mais ne peuvent s'appliquer qu'au trichiasis limité, partiel et jamais à l'entropion.

Encore n'est-il pas sans inconvénient de priver la paupière d'une partie de ses cils tant au point de vue physiologique que cosmétique.

Dans ce même cas Le Fort opère d'une façon différente.

« Saisissant le bord palpébral avec la pince de Snellen, il fait une incision parallèle et sous-jacente à la peau, en avant de la ligne des cils ; une seconde incision semblable est faite entre les cils et les glandes de Meibomius ; puis avec des pinces à griffes et des ciseaux minces, on excise ce lambeau moyen dans lequel sont compris les cils et leurs bulbes. Il n'est pas besoin de sutures et la cicatrisation se fait dans les 24 heures. » (Panas.)

Warton Jones pratique pour l'entropion l'opération de l'ectropion, mais en sens inverse, c'est-à-dire enlève un lambeau triangulaire de peau et suture.

Nous allons de suite parler des procédés nouveaux, réservant pour la fin les procédés de Streatfield, Snellen, Anagnostakis et Panas qui se rapprochent le plus de celui de Hotz.

Les procédés nouveaux reposent tous sur la transplantation ciliaire.

Le procédé de Spencer Watson (1872) consiste à faire :

1° L'incision de deux ou trois millimètres de profondeur empruntée au procédé d'Anagnostakis et limitée à ses deux extrémités par une autre incision pratiquée au point où la paupière n'est plus affectée de trichiasis.

2° La dissection du lambeau ainsi limité.

3° L'excision d'un second lambeau au-dessus du premier que l'on transplante sur la nouvelle surface cruente.

Ce procédé a des avantages, mais il expose à la suppuration du lambeau et l'irrégularité qu'il produit dans la ligne d'implantation des cils, doit être d'un effet disgracieux.

Junge (1876) imagina un procédé basé sur une double transplantation, c'est-à-dire qu'il divise d'abord comme Arlt, le bord ciliaire par une incision intermarginale, le dissèque complètement et, après avoir détaché de la même façon un second lambeau cutané, dont il conserve aussi les attaches aux extrémités, il fait glisser ce dernier sous le premier dont il prend la place, le fixe par des sutures, le destinant ainsi à remplacer le bord ciliaire trichiasique ou inversé.

Le professeur Dor, de Lyon, institua à son tour, il y a quelques années, un procédé analogue à celui de Watson et que nous trouvons relaté dans l'excellente thèse du Dr Parant.

« *Premier temps.*—Incision longitudinale sus-marginale faite à deux ou trois millimètres du bord libre.

Deuxième temps.—Incision intermarginale de même longueur, comprenant la peau, le muscle orbiculaire, les cils et leurs bulbes. Ce lambeau adhérent à ses extrémités a la forme d'un pont.

Troisième temps. — Incisions verticales allant jusqu'au tarse.

Quatrième temps.—Par des tractions modérées on amène la partie inférieure du rectangle au-dessous du lambeau en pont.

Cinquième temps. — Incision longitudinale. Au début M. Dor faisait, au milieu du lambeau supérieur l'excision d'un lambeau cutané, la partie cruente étant occupée par le lambeau inférieur.

Plus tard il ne fit qu'une simple incision moyenne, les tractions déterminant un écartement suffisant pour loger le lambeau ciliaire.

Sixième temps. — Sutures métalliques qui maintiennent les nouveaux rapports.

Ce procédé que nous ne pouvons juger que par la description, n'ayant jamais eu l'occasion de le voir appliquer, nous paraît rationnel, mais peut-être un peu compliqué.

Ensuite on doit avoir quelquefois de la suppuration du lambeau moyen par macération. Nous croyons en outre que l'opération doit laisser des traces désagréables.

Enfin nous arrivons au procédé du professeur Gayet qui a fait l'objet de la thèse déjà citée du Dr Parant.

Il se compose aussi de plusieurs temps que voici en résumé :

« *Premier temps.* — La paupière étant renversée en dehors, une première incision longitudinale est faite avec un couteau à cataracte, en arrière des cils ; elle va d'une commissure à un point donné indiqué par les lésions elles-mêmes ; sa profondeur est de trois à quatre millimètres ; elle intéresse la conjonctive et le tarse. Cette incison doit être pratiquée avec de grandes précautions, elle doit lais-

ser en avant d'elle tous les cils et ne pas léser dans sa profondeur les bulbes de ces organes.

La conjonctive et le tarse ainsi coupés s'écartent en laissant au sillon cruent de trois à quatre millimètres de profondeur, qu'une traction légère peut augmenter.

Deuxième temps. — Sur la surface cutanée de la paupière (ou sur les régions voisines, dans le cas où la peau
de la paupière a subi une perte de substance soit par suite
d'opération antérieure, soit par tout autre motif), on dé-
limite par des incisions à peu près parallèles au bord libre
un lambeau cutané, triangulaire dont la base regarde le
commissure. Ce lambeau cutané est séparé par dissection
entraînant avec lui tous les tissus sous-jaccents, jusqu'au
tarse inclusivement de façon à mieux assurer sa vitalité ;
il doit avoir une largeur de trois ou quatre millimètres et
une longueur un peu supérieure à celle de l'incision première. Sans cette précaution par suite de la rétraction, on
est obligé de tendre trop le lambeau au moment où l'on applique les sutures ; par suite il remplit moins bien l'espace
cruent et a plus de tendance à se mortifier, c'est du moins
ce que l'expérience nous a appris.

Troisième temps. — Le lambeau cutané est un peu tordu
sur son pédicule et amené dans le sillon conjonctival. Dans
ce temps il y a aussi quelques précautions à prendre. La
face profonde du lambeau et le sillon cruent doivent être,
par des irrigations phéniquées, débarrassés de toute trace
de sang.

Quatrième temps. — Deux points de suture sont appliqués : le premier réunit la pointe du lambeau cutané et la
fixe à l'extrémité interne de la plaie tarsale, le second sai-

sit l'extrémité temporale du terrain ciliaire et la fixe au-dessus de la base du lambeau cutané.

Lorsque le trichiasis ou l'entropion est total M. Gaye préfère l'opération en deux temps ; il la pratique d'abord pour la moitié externe, puis pour la moitié interne à quelques jours d'intervalle. Les lambeaux transplantés ayant une longueur moindre, la mortification est moins à craindre. »

Le procédé de Dor et en dernier lieu celui de Gayet ne nous paraissent pas avoir de grands avantages sur ceux d'Anagnostakis, de Panas, de Snellen et de Streatfield par l'exposé desquels nous allons terminer notre historique critique.

Ils présentent, il nous semble, théoriquement une plus grande difficulté d'exécution ; le sphacèle des lambeaux transplantés doit être aussi un accident assez fréquent de ces opérations.

Nous arrivons donc au procédé d'Anagnostakis dont les autres ne sont que des modifications. Nous ne croyons pouvoir mieux faire que d'en donner la description du professeur d'Athènes lui-même.

M. Anagnostakis procède de la manière suivante :

Procédé d'Anagnostakis.

« 1er TEMPS : *Incision de la peau.* — La paupière étant tendue sur une plaque d'ivoire, je pratique sur elle avec un bistouri convexe une incision parallèle au bord palpé-bral et à une distance de 3 millimètres à peu près de ce bord. Cette incision ne doit intéresser que la couche cutanée ; si la peau est trop abondante, au lieu d'une incision, je fais avec les ciseaux l'excision d'un pli transversal.

2° TEMPS : *Excision des faisceaux musculaires.* — L'aide
tirant fortement en haut la lèvre supérieure de la plaie de
manière à mettre à nu le muscle orbiculaire, je saisis avec
une pince les faisceaux de ce muscle qui recouvrent le
segment supérieur du cartilage tarse et je les excise, après
les avoir soigneusement disséqués.

Le tarse n'est plus alors recouvert à la hauteur de cette
seconde plaie que par du tissu cellulaire et par une couche
fibreuse qui provient de l'expansion aponévrotique du re-
leveur de la paupière et du ligament large.

3ᵉ TEMPS : *Suture.* — Je passe trois ou quatre fils à suture d'abord par le bord inférieur de la plaie cutanée,
puis à travers la couche fibro-celluleuse qui recouvre la
portion dénudée du cartilage, et je forme des nœuds sépa-
rément avec chacun de ces fils. Ceux-ci peuvent être laissés
à demeure jusqu'à ce qu'ils soient éliminés par la nature. »

Voici les résultats de cette opération :

« Sur la portion du tarse qui a été mise à nu se forme une
cicatrice solide qui réunit le cartilage au bord de la plaie
cutanée. La portion supérieure de la peau, qui, du reste,
ne tarde pas à se réunir avec la plaie dans laquelle la suture ne l'a pas comprise, reste abondante et forme encore
des plis pendant le clignement, tandis que la bandelette
inférieure attachée en haut au cartilage est soulevée par
les faisceaux épargnés de l'orbiculaire, qui font ici l'office
d'une poulie, est tendue fortement et renverse le bord palpébral. La récidive ne peut avoir lieu que lorsque la bandelette cutanée est trop large pour exercer sur la portion
de la paupière qu'elle embrasse une tension suffisante.

« Or, il est évident que, dans ce cas, on n'a qu'à exciser

plus tard un petit pli transversal pour éloigner définitivement toute chance de récidive. »

Afin de donner à la cicatrice un point d'appui plus résis-
tant et pour qu'elle puisse céder moins facilement encore
au retrait que la conjonction serait capable de subir ulté-
rieurement, M. Panas a modifié le procédé de son compa-
triote, de façon à le faire bénéficier dans une certaine mesure de la méthode de transplantation de Jœsche-Alt et de
Græfe.

Voici comment il procède :

Procédé de M. Panas,

« Le malade étant chloroformé, on introduit dans le cul-
de-sac conjonctival la plaque en corne tenue de la main
gauche. A l'aide de cette plaque, non seulement la paupière se trouve bien tendue, mais il suffit de presser suffisamment comme pour attirer la paupière à soi pour que
l'opération se fasse à sec, sans perte de sang notable.

« Prenant alors un bistouri de la main droite, on pratique une incision horizontale distante de 2 à 3 millimètres
de la rangée des cils et qui devra comprendre la peau et le
muscle orbiculaire jusqu'au cartilage tarse exclusivement.
La longueur de cette incision variera naturellement suivant l'étendue plus ou moins grande de la région, où les
cils sont déviés. Il faut, en tout cas, que l'incision dépasse
de 2 millimètres de chaque côté les limites du trichiasis.

« Ajoutons qu'on ne doit jamais empiéter sur la portion
du bord libre qui est en dedans du point lacrymal : d'abord
parce qu'il n'existe jamais de cils dans cette portion naturellement glabre de la paupière, et ensuite pour ne pas
s'exposer au renversement en dehors du point et du con-

duit lacrymal. Une fois l'incision achevée, on confie la plaque de corne à un aide qui devra continuer à exercer sur la paupière une pression assez forte pour empêcher le sang de couler.

« Le chirurgien, prenant une pince à dents de souris de la main gauche, pendant qu'il continue à tenir le bistouri de la droite, dissèque de haut en bas le lambeau marginal en rasant exactement la face antérieure du tarse. Il pousse cette dissection jusqu'à ce qu'il parvienne sous la muqueuse du bord libre, qu'il laisse intacte, en ayant soin de respecter partout les fibres musculaires de Riolan, ainsi que les bulbes des cils. Après que le sol ciliaire se trouve mobilisé de la sorte, on se retourne du côté de la lèvre supérieure de l'incision et, saisissant avec la pince peau et muscle orbiculaire, on les dissèque ensemble, jusqu'à ce que toute la face antérieure du tarse se trouve mise à nu avec la partie attenante du ligament fibreux, suspenseur de la paupière.

« Ce temps de l'opération n'est pas difficile, si l'on a soin de faire relever fortement par l'aide la peau et le muscle orbiculaire au moyen d'un crochet moussé. Il ne reste plus alors qu'à placer la suture, ce que nous exécutons comme il suit :

« Une première aiguille fine et courbe, pouvue d'un fil de soie noire anglaise, est passée à travers le ligament suspenseur de la paupière juste à l'endroit où celui-ci se confond avec le tarse. Cette aiguille devra être passée horizontalement ou obliquement plutôt que verticalement, afin que le petit pont fibreux d'un millimètre qu'elle traverse ait moins de tendance à se déchirer au moment des points de suture.

« Le passage de l'aiguille dans le tissu ligamenteux plutôt que dans le tarse est conforme à l'expérience qui démontre que ce dernier est cassant, qu'il se laisse facilement rompre par la traction du fil, voire même par le simple passage d'une aiguille à suture quelque peu forte. Une fois l'aiguille dégagée et le fil suffisamment tiré, on conduit celle-ci profondément sous le lambeau marginal pour la faire définitivement sortir derrière la rangée des cils, autrement dit derrière les bulbes pileux et le muscle ciliaire de Riolan, immédiatement en avant du tarse, qu'il vaut mieux embrocher quelque peu plutôt que de laisser en arrière un seul follicule pileux dévié.

« Le premier point de suture dont nous venons de donner la description doit être placé au milieu de l'incision ; les autres, au nombre de deux, à 3 ou 4 millimètres l'un de l'autre. Il ne reste plus qu'à serrer et à nouer les fils et l'opération est terminée.

« La seule précaution à prendre au moment de la striction des points de suture, c'est de diminuer ou supprimer la traction exercée par la plaque de corne sur la paupière, sans quoi l'ascension du sol ciliaire pourrait en être gênée, en même temps que les fils, étant tirés trop fort, casseraient ou arracheraient leur point d'implantation supérieure.

« Voici, maintenant, comment on dispose le pansement :

« Toutes les extrémités des fils placés par ordre sont ramenées sur le front, où on les fixe immédiatement au-dessus du sourcil avec un peu de coton trempé dans du collodion.

« Depuis deux ans, ayant reconnu les effets des applications humides sur les paupières qu'on vient d'opérer (elles poussent à l'érythème, à l'œdème et à l'inflammation suppurative), nous les avons bannies de notre pratique, et ici

comme toujours nous graissons légèrement les paupières
avec de l'huile d'amandes douces très fraîche, qui sert à les
garantir contre l'action irritante des larmes. Un rond de
toile huilée et un bandage compressif complètent le pansement qui devra être renouvelé tous les jours, jusqu'à la chute
des fils que nous laissons tomber d'eux-mêmes. Cela arrive, généralement, du troisième au sixième ou huitième
jour, et si quelqu'un des fils venait à rester plus longtemps, on l'enlève au besoin. »

Pour la paupière inférieure, M. Panas a adopté les modifications suivantes :

« On fait à 4 ou 5 millimètres du bord libre de la paupière inférieure, et parallèlement à ce bord, une incision
horizontale, s'étendant d'un angle à l'autre, mais qui s'ar-
rête à 1 ou 2 millimètres du point lacrymal, de peur de
l'intéresser. Deux incisions verticales de 8 à 10 millimètres
sont alors faites à partir du bord libre, de façon à limiter
latéralement toute la partie déviée de ce bord, et à former
avec l'incision horizontale un H qui permet de disséquer à
volonté l'un ou l'autre des deux lambeaux carrés suivant
les besoins du cas particulier.

« Le lambeau supérieur, comprenant la peau, la porton
marginale du muscle orbiculaire et les bulbes des cils, est
disséqué de bas en haut jusqu'au voisinage du bord libre
et de façon à mettre à nu le tarse.

« Le lambeau, ainsi mobilisé jusqu'au bord libre, est
attiré ensuite suffisamment en bas jusqu'à ce que les cils
déviés se trouvent redressés et que la paupière affecte un
certain degré d'ectropion. Mesurant alors de combien ce
lambeau chevauche sur l'inférieur, on excise de ce dernier
une bande ou lanière suffisante, et il n'y a plus qu'à appliquer la suture. Pour pratiquer celle-ci, on se sert de

fils fins de soie armés d'une aiguille courbe à chaque bout
(deux aiguilles pour chaque fil). L'aiguille supérieure, con-
duite sous le lambeau, entre lui et le tarse, ressort un peu
en arrière des cils ; l'aiguille inférieure pénètre également
de dedans en dehors sous la peau et le muscle orbiculaire
pour ressortir vers le rebord orbitaire, à 5 ou 6 millimètres
de la plaie. Le nombre des points de suture varie néces-
sairement suivant les cas, mais dépasse rarement 3 (4 ou
5 au plus). On les noue et on les coupe au ras du nœud ou
bien on les fixe sur la joue au moyen d'un peu de collodion
On applique ensuite le bandage compressif, et l'opération
est terminée.

« Ce n'est qu'exceptionnellement que nous réunissons
par la suture les bords latéraux du lambeau.

« La cicatrisation ne se fait pas moins promptement et
sans suppuration apparente. »

Le procédé de Streatfield est une variété de tarsotomie
consistant à exciser dans l'épaisseur du tarse un lambeau
prismatique dont la base est en avant. La cicatrisation
s'opère par bourgeonnement et produit le mouvement de
bascule nécessaire à la correction de l'entropion.

Ce procédé n'a d'autre inconvénient que la lenteur de la
réparation.

Snellen a modifié, malheureusement en le compliquant,
le procédé de Streatfield.

Il pratique à 3 millimètres de la paupière (bord libre) et
dans toute sa longueur une incision cutanée, il excise l'orbiculaire, dénude le tarse et, après l'avoir évidé, comme
dans le procédé de Streatfield, il applique des sutures de
façon à rapprocher les deux lèvres du tarse sectionné.

Les sutures, au nombre de trois, sont la base du procédé ; on les dispose de la façon suivante :

« Un fil ayant été muni de deux aiguilles (une à chaque extrémité), on fait pénétrer l'une d'elles à un millimètre au-dessus de la perte de substance du tarse ; cette aiguille, qui entre dans une partie intacte du tarse, doit sortir au bord supérieur même de la plaie qu'on y a pratiquée.

« Chacune des aiguilles est ensuite dirigée vers la partie inférieure de l'excision tarsienne et glissée sous la petite bandelette de peau qui a été laissée intacte au voisinage du bord palpébral, de manière à sortir un peu au-dessus de la ligne des cils.

« Les points de sortie des deux aiguilles devront être distants de 4 millimètres environ, et l'on évitera soigneusement d'aller jusqu'à la base des cils pour n'avoir pas à redouter une déviation ultérieure de ceux-ci.

« Les deux autres sutures ayant été appliquées de la même façon en veillant à ce que les six points de sortie des fils près du bord palpébral se trouvent tous également espacés de 4 millimètres, on passe une perle dans chaque fil avant de serrer chacune des sutures.

« Pour obtenir une traction plus régulière, lors de la fermeture des sutures, on peut faire usage d'une pince dont les branches fermées sont appliquées sur les perles pendant que les deux fils glissent entre les branches, lorsque l'on tire doucement sur les deux extrémités de la suture.

« Les deux bouts de la plaie du tarse ayant été amenés en contact par la traction exercée sur la suture, on fait un nœud simple en passant les fils plusieurs fois l'un dans l'autre et on ramène ceux-ci sur le front, où on les fixe avec du diachylon.

« Ces sutures seront enlevées au bout de trois jours.

« Comme on a pu le remarquer, elles n'exercent directement aucune action sur la lèvre supérieure de la plaie cutanée. C'est qu'en effet, il n'est nullement nécessaire d'agir sur elle, car les lèvres de cette place se rapprochent d'elles-mêmes au moment où l'on ferme les sutures. » (De Wecker.)

Nous ne citerons que pour mémoire les procédés de MM. Berlin, Warlomont et Lebrun. Ce ne sont que des modifications souvent compliquées du procédé de Streatfield.

Procédé de Hotz

On remarquera que dans tous les procédés reposant sur la tarsoplastie les chirurgiens ont songé à prendre sur le tarse un point d'appui fixe pour tirer en haut la lèvre inférieure de la plaie cutanée et relever le bord libre de la paupière, mais qu'ils n'ont aucun pratiqué la suture des deux lèvres de la plaie.

La plupart paraissent n'y avoir pas songé.

D'autres comptent sur la cicatrisation par bourgeonnement pour opérer ce rapprochement si simple, si facile et si rapide par la suture immédiate.

Enfin quelques uns estiment que le fait de maintenir par les sutures inférieures fixées par de longs fils aux parties voisines est suffisant pour opérer un rapprochement naturel et donner lieu à une cicatrisation rapide et sans difformité.

Si l'on cherche seulement à corriger l'entropion et le trichiasis d'une façon ou d'une autre sans soigner le côté cosmétique de l'opération, peut-être pourra-t-on à la rigueur négliger la suture des deux lèvres de la plaie avec le tarse. Mais alors la cicatrice sera fatalement plus disgracieuse, si elle a eu lieu par bourgeonnement plutôt que

par première intention, auquel cas elle sera toujours à peu
près linéaire, peu apparente et souvent tout à fait imper-
ceptible. De plus nous estimons que le point d'appui cicatriciel sera après notre opération plus solide et plus résis-
tant.

Ainsi donc :

1° Inciser la peau de la paupière sur une ligne transversale correspondant au bord supérieur du tarse
(inférieur pour la paupière inférieure).

2° Exciser le muscle orbiculaire sur une largeur de trois,
quatre ou cinq millimètres.

3° Suturer *les deux bords de la plaie cutanée avec le
rebord supérieur du cartilage* tarse pour la paupière supérieure avec le rebord inférieur pour la paupière inférieure.

Tel est le but de l'opération de Hotz dont l'originalité et
la simplicité nous paraissent indiscutables.

Nous allons la développer tout au long en traduisant sa
propre description datant de 1879 et relatée dans les Archives d'ophthalmologie de Knapp de New-York

L'opération par le procédé Hotz comprend quatre
temps.

« 1° *Incision*. — L'incision doit être faite le long du bord
supérieur du cartilage et doit s'étendre d'une commissure
à l'autre. On peut ne pas se servir de la pince hémostatique
l'hémorrhagie ne doit point arrêter le travail de l'opérateur
et cesse généralement dès que l'on applique les sutures,
de sorte qu'elles peuvent être appliquées sans délai.

Si on emploie la pince, son retrait est toujours suivi
d'une hémorrhagie qui doit être complètement arrêtée
avant la suture. On peut ne point se servir non plus de la
plaque de corne. Son utilité est très douteuse et ses désa-
vantages indiscutables. Pour former un support ferme à

la paupière, elle doit être si longue et si large qu'elle distend forcément les tissus de la paupière, altérant infailliment leurs rapports et donnant lieu à des erreurs sur la situation exacte de l'incision J'ai trouvé par expérience que les résultats de l'opération sont d'autant plus satisfaisants que l'incision décrit plus nettement une courbe parallèle au bord arqué du tarse. Comme l'ampleur du cartilage varie beaucoup chez les différents individus, la hauteur de l'incision ne peut pas être exprimée en tel ou tel nombre de millimètres : cependant sa situation peut être dans tous les cas aisément délimitée par le fin sillon cutané qui commence à deux millimètres au-dessus du canthus interne, monte graduellement jusqu'à ce qu'il atteigne le milieu de la paupière et descend ensuite vers le canthus externe, pour se terminer à environ deux millimètres au delà de la commissure.

Si l'incision suit exactement ce sillon courbe, l'effet cosmétique de l'opération ne peut pas être dépassé. Le mouvement de la paupière et l'éversion des cils étant aussi naturels que possible; mais à cause de la grande mobilité de la peau de la paupière supérieure, il est excessivement difficile, même avec le scapel le plus effilé, de faire une incision aussi nette et aussi régulière que celle désirable.

La peau conserve une tendance à se plisser devant le bistouri et il m'est arrivé plusieurs fois que le bord de la plaie était sinueux ou que l'incision était plus près du bord de la paupière que je n'avais l'intention de le faire.

Toutes ces difficultés ont été évitées quand j'ai adopté la méthode suivante :

Pendant qu'un aide fixe la peau des paupières contre l'arcade sus-orbitaire, je saisis entre l'index et le pouce ou avec une pince le centre du bord libre de la paupière et je le tire modérément en bas, jusqu'à ce que la peau soit suffisamment tendue.

Comme les deux commissures sont fixés aux os, le centre de la paupière seulement subit l'influence de cette traction, le bord ciliaire prend une convexité inférieure pendant que, d'un autre côté, le sillon convexe qui marque le bord supérieur du cartilage est transformé en une ligne droite horizontale. Pendant que la paupière est maintenue dans cette position j'applique la pointe du scapel au-dessus du canthus interne et je trace une incision horizontale au travers de la paupière jusqu'à un point situé à deux millimètres au delà du canthus externe. Aussitôt que les téguments sont coupés l'incicion est changée en une plaie béante par la rétraction de la lèvre supérieure. Quelquefois la couche musculaire est coupée avec la peau et le cartilage apparaît du premier coup. Sinon on divise l'orbiculaire par quelques coups de scapel en rasant le bord inférieur de l'incision, On reconnaît le tarse à sa couleur, d'un jaune rouge tendre et son bord supérieur est facilement déterminé par le contraste entre la couleur jaune du cartilage et celle rouge sombre du tissu orbitaire qui se voit au travers du ligament tarso-orbitaire. Si le bistouri suivant le bord inférieur de la plaie est maintenu perpendiculaire au plan de la paupière, il n'y a pas de danger de manquer le cartilage en divisant le muscle et de blesser le ligament suspenseur. Cet accident causerait probablement une protrusion désagréable du tissu orbitaire et pourrait aussi occasionner un phlegmon de l'orbite.

2° *Excision d'un faisceau du muscle orbiculaire.* — Dans l'opération ainsi décrite la portion ciliaire de l'orbiculaire est séparée de la portion orbitaire dans toute la largeur

de la paupière; elle est également séparée du tiers supérieur
du tarse. Je retire la pince qui maintenait en bas la paupière et je la laisse revenir à sa position naturelle. L'aide
appliquant une pince au milieu de la lèvre inférieure de
la plaie, retourne la peau et je dissèque un faisceau de
trois millimètres de large d'une commissure à l'autre.
J'insiste sur une soigneuse et nette excision de ce faisceau musculaire. Je mets aussi tous mes soins à enlever
tous les petits fragments de tissu musculaire qui peuvent
avoir été laissés sur le tiers supérieur du tarse. L'excision
des fibres de l'orbiculaire peut être aussi faite de la façon
suivante : c'est-à-dire, après que la peau est coupée un
faisceau du muscle est saisi avec une pince détaché du
cartilage et excisé.

Je préfère la méthode décrite en premier lieu, parce que
je trouve que dans l'entropion et le trichiasis les adhérences du muscle avec la partie supérieure du cartilage
sont très lâches, le muscle est attaché plus fortement à la
peau et peut être aisément décollé en même temps qu'elle,
plutôt qu'en la séparant du muscle.

Je puis estimer avec une plus grande précision la largeur nécessaire du faisceau à enlever. J'évite d'exciser une
portion musculaire plus large qu'il n'est nécessaire pour
obtenir l'effet désiré.

En excisant le muscle, il arrive quelquefois qu'une grosse
branche de l'artère palpébrale est blessée près de la commissure interne ou externe. L'hémorrhagie peut-être aisément arrêtée par la torsion du vaisseau. Je n'ai jamais
d'hémorrhagie secondaire consécutive à cet accident.
Quand l'hémorrhagie a été arrêtée et la plaie bien nettoyée
on peut appliquer les sutures.

3o *Application des sutures*. — J'emploie usuellement de la fine soie noire parce que sa teinte nullement nuisible est d'un grand secours pour l'enlèvement des ligatures.

Quatre ligatures sont généralement nécessaires pour une parfaite réunion de la plaie. Pendant qu'un assistant tire le bord supérieur en l'air, je plonge l'aiguille au travers la peau de la lèvre inférieure de la paupière à deux millimètres du bord de l'incision, je la passe au travers de l'aponévrose sur le tiers supérieur du tarse un peu au dessous de sa jonction avec le ligament tarso-orbitraire et finalement au travers de la lèvre supérieure cutanée, prenant garde à ce qu'aucune fibre musculaire ne se trouve prise dans la boucle de la suture; l'anse de fil ainsi appliquée comprend seulement les lèvres cutanées et une portion du tarse de deux ou trois millimètres de largeur à laquelle la peau peut être liée d'une façon très étroite. En nouant la ligature très serrée j'y fais toujours un nœud chirurgical, le refoulant intérieurement avec les deux index de même que pour la ligature d'une artère profondément située. Dans cette manœuvre la peau est plutôt ramenée vers le cartilage que le cartilage entraîné vers la peau. Dès que les lèvres de la plaie sont en complet rapprochement, le nœud chirurgical est assuré par un simple nœud additionnel. C'est du soin scrupuleux apporté à l'application exacte des sutures et à l'adaptation intime des deux surfaces cruentes que dépend le succès de l'opération, et pour cela le chirurgien doit avoir toujours à l'esprit ce vieux dicton « festina lente ».

4° *Pansement*. — Le pansement après l'opération est très simple. Pendant les premières 24 heures les compresses d'eau froide sont très agréables au patient. Elles sont utiles aussi pour modérer le gonflement de la paupière et le blépharophimosis. Après 24 heures tout pansement devient inutile. On recommandera de laver l'œil de temps en temps avec de l'eau tiède et de le tenir excessivement propre, parce qu'il y a toujours de l'hypersécrétion muqueuse qui, chez les malades négligents, s'accumulerait aux bords de la paupière et les collerait ensemble si fortement que leurs efforts pour ouvrir l'œil pourraient déchirer les ligatures plutôt que de rompre la croûte unissant les paupières. Les sutures s'enlèvent le troisième jour et on trouve la place nettement cicatrisée par première intention Seulement pour quelques malades d'une constitution scrofuleuse et dont la peau est mince, flasque et pâle, on peut avoir une augmentation dans l'enflure de la paupière au second et troisième jour. Nous avons trouvé que dans ces cas les ligatures commençaient à suppurer et qu'après leur enlèvement le gonflement disparaissait rapidement.

Dans ce cas j'enlève les sutures après 48 heures. Mais dans aucun cas je ne les ai laissées plus de trois jours. »

Il ne nous paraît pas inutile, bien que cela puisse ressembler à une redite, de décrire ici, plus succinctement il est vrai, mais aussi d'après le professeur Hotz le procédé qu'il emploie pour l'entropion et le trichiasis de la paupière inférieure, procédé semblable à celui qu'il adopte pour la correction du trichiasis et de l'entropion de la paupière supérieure.

« Quatre ou six millimètres en dessus du bord libre de la paupière (juste le long de ce fin sillon auquel on doit se reporter) je fais une incision transversale qui sépare la peau de la paupière du tégument de la joue. Un aide tire alors avec une pince la lèvre supérieure de la plaie en haut pendant que je tire la portion inférieure vers le bas.

La plaie est alors largement ouverte et le muscle orbiculaire complètement à nu. Quelques coups horizontaux de
scalpel près du bord supérieur de la plaie découvrent la
couche musculaire et le tissu cellulaire sous-musculaire
et laissent voir le bord inférieur du tarse dans toute son
étendue. Le tarse est facilement reconnaissable à sa couleur jaunâtre; mais si vous doutez, touchez seulement
avec votre doigt pour reconnaitre le rebord ferme, qui
diffère d'une façon tout a fait perceptible de la résistance douce et élastique du tissu cellulaire sous-musculaire.

Les faisceaux de fibres musculaires qui couvrent le tiers
inférieur du tarse doivent-être maintenant excisées de
façon que la peau et le tarse puissent être amenés en contact direct par apposition. Généralement je ne trouve après
l'incision de l'orbiculaire aucune fibre musculaire sur la
surface du tarse, mais je les trouve attachées et adhérentes
à la peau qui les recouvre, avec une paire de pinces fines
je saisis les fibres musculaires près du bord supérieur de
la peau et j'incise un faisceau d'environ trois millimètres
de large tout le long de la paupière d'une commissure à
l'autre.

Ceci fait, la plaie est prête pour le dernier temps le plus
important de l'opération, l'application des sutures.

L'aiguille courbe garnie de soie noire est enfoncée au
travers de la peau de la paupière à quelques millimètres
du bord de l'incision, ensuite elle perce l'expansion du
ligament tarso-orbitraire sur le tiers inférieur du tarse
jusqu'au point où elle émerge de nouveau du ligament un
peu au-dessus du bord tarsal et enfin elle passe au travers
du bord inférieur de la plaie en prenant grand soin d'ex-
clure toute fibre musculaire de l'anse du fil.

Giraud.   3

La ligature ainsi faite embrasse seulement les deux bords cutanés et une portion du ligament, et quand elle est assujettie elle amène l'un contre l'autre les deux bords cutanés et les rapproche également du tarse.

Trois ligatures ainsi appliquées sont généralement suffisantes pour unir la peau à toute la longueur du bord tarsal. »

Le pansement sera le même que pour l'opération de la paupière supérieure et les fils seront aussi enlevés le troisième jour.

Ce procédé peut et doit, dans certains cas, être associé à la canthoplastie d'Ammon, pratiquée comme dans le procédé de Pagenstecher. On devra combiner ces deux méthodes toutes les fois que le trichiasis sera accompagné de conjonctivite granuleuse avec lésions kératiques, car on aura le double avantage de diminuer le frottement de la paupière trachomateuse sur la cornée et de supprimer plus radicalement l'irritation produite par le trichiasis lui-même.

Les deux opérations peuvent être pratiquées en une même séance; la canthoplastie ne constituant alors qu'un temps de plus de l'opération.

Le professeur Hotz insiste avec raison sur la nécessité de prolonger l'incision cutanée au delà de la commissure externe, car si l'on oublie ce petit détail on arrivera à corriger l'entropion et surtout le trichiasis de la partie moyenne de la paupière, mais quelques jours après l'opération on retrouvera quelques cils encore déviés au niveau de la commissure externe.

C'est dans les cas de trichiasis siégeant particulièrement au niveau de la commissure externe que l'on devra pratiquer la canthoplastie, même quand on aura affaire à un trichiasis indépendant de toute lésion kérato-conjonctivale d'origine granuleuse. En effet, grâce à ce petit artifice on peut obtenir une éversion plus considérable de la paupière au niveau de sa commissure externe.

Il est aussi très important, nous l'avons remarqué maintes fois, d'opérer la paupière lorsque les cils trichiasiques sont longs et pour ainsi dire au complet.

En effet, s'ils viennent d'être épilés ou s'ils sont trop courts, on ne peut tenir un compte exact de leur nombre, de leur situation, ni de leur direction, pour exagérer par la suture l'effet de l'opération sur tel ou tel point du bord libre. On devra aussi exciser un lambeau de la peau de la paupière dans les cas où elle sera réellement trop abondante, comme cela se voit quelquefois chez les personnes qui ont la peau flasque et ridée outre mesure. Il ne sera permis d'hésiter que si l'entropion n'existait que d'un côté et que si cette correction cosmétique devait faire ressortir davantage l'apparence disgracieuse des rides de la paupière du côté opposé.

Nous laissons maintenant au professeur Hotz le soin de répondre aux accusations possibles de non-originalité et d'inutilité du procédé, comme ne constituant pas un progrès chirurgical dans le traitement de l'entropion et du trichiasis.

A cet égard, le savant professeur s'exprime en ces termes :

« Comme il n'y a rien d'absolument nouveau sous le soleil et comme les principes sur lesquels je base mes opérations sont évidents par eux-mêmes, il me semble très improbable que personne jusqu'aujourd'hui ait pratiqué une opération similaire.

« Après avoir recherché en vain dans les livres anglais et allemands, l'ouvrage français de Galezowski (Traité des maladies des yeux, 1875) appela mon attention sur une opération que le Dʳ Anagnostakis, oculiste à Athènes, publia en 1857, dans les Annales d'oculistique (t. XXXVIII, p. 5). Après avoir parlé de l'insuffisance de la méthode ordinaire et montré spécialement que le raccourcissement du tégument palpébral peut éverser le bord de la paupière inférieure, seulement quand l'œil est fermé et non pas quand la paupière est élevée, il arrive à la conclusion suivante. »

« Pour renverser impunément et d'une manière permanente le bord de la paupière supérieure on a trois indications à remplir, savoir :

« 1° La peau palpébrale doit être tendue d'une manière forte et durable.

« 2° La tension doit se borner à la paupière et ne pas intéresser les parties environnantes.

« 3° La tension doit partir d'un point solide situé dans la paupière elle-même. » (Galezowski.)

« Il fait une incision d'environ 3 millimètres au-dessus et parallèle au bord palpébral, ensuite il saisit avec une pince les fibres du muscle qui couvrent le segment supérieur du cartilage et les excise soigneusement et avec des ciseaux.

« Enfin, il attache la lèvre inférieure de la plaie au cartilage laissant les fils dans la plaie jusqu'à ce qu'ils tombent, et laissant la blessure se guérir par bourgeonnement.

« Je suis surpris que cette très rationnelle opération n'ait pas été mentionnée par les auteurs anglais et allemands, je n'en avais aucune connaissance lorsque j'ai commencé à employer l'opération ci-dessus décrite qui paraît être un perfectionnement de la méthode d'Anagnostakis et cela par les différents points essentiels suivants :

« 1° Je fais l'incision plus haut, laissant par conséquent à la paupière toute sa surface cutanée.

« 2° En comprenant le bord supérieur de la plaie dans les sutures, j'obtiens une guérison plus rapide et une ligne cicatricielle plus fine.

« 3° L'élimination des sutures, par suppuration, produit sur la paupière de petites cicatrices perpendiculaires qui sont toujours d'un aspect désagréable.

J'obvie à cet inconvénient en enlevant les sutures en temps utile. » (Hotz.)

Ce procédé nous a paru supérieur à tous. Il est en effet assez simple, il repose sur des principes rationnels et donne de très bons résultats, au point de vue cosmétique de l'opération : car, il ne laisse que des traces insignifiantes, on peut dire imperceptibles. Nous l'avons vu souvent employer par notre maître, le Docteur Gillet de Grandmont, qui a jugé à propos d'y introduire quelques modifications, découlant de sa pratique du procédé, et répondant à quelques petites objections qu'on peut lui faire.

1° Nous nous servons de pinces hémostatiques, car nous avons regretté de voir la longueur de l'opération, pratiquée sanspinces, par le Docteur Tillet, qui l'importa à la clinique. Il est vrai, que lorsque l'on opère sur des paupières enflammées par suite des lésions elles-mêmes de traitements irritants, ou d'opérations antérieures, les pinces de Snellen ou Knapp ne permettent pas de pratiquer une hémostase absolue.

Nous devons noter aussi que les pinces sus-nommées masquent sous leur anneau des groupes de cils déviés, ou des portions de paupière inversées, contre lesquelles il serait important d'agir, et que l'on ne voit pas.

Aussi M. le Dr Gillet de Grandmont a-t-il cru devoir

modifier les pinces de Snellen de Knapp, et de Desmarres, de telle façon qu'il a réuni en une le type de
chacun de ces instruments, dont il a associé les avantages.

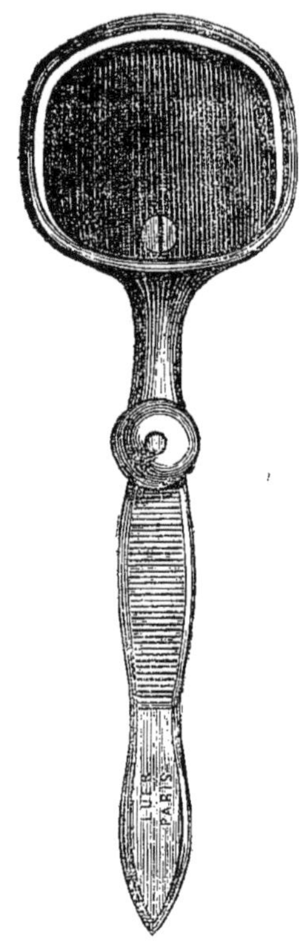

Figure I.
Pince fenêtrée du Dr Gillet de Grandmont.

C'est donc une pince fermée, rectangulaire à angles
mousses, coudée dans sa longueur, courbée légèrement

comme le tarse de droite à gauche et à pression également bien répartie.

Le principal avantage de cette pince repose sur l'action égale de la vis de pression sur les deux extrémités latérales de la pince ; condition que l'on ne rencontre pas dans la pince de Snellen et de Knapp. Car la branche libre est toujours un peu flexible, quelque bien trempé que soit l'instrument.

La pince de Desmarres, qui répond à cette donnée, avait pour nous l'inconvénient d'être ovale à ses extrémités, ce qui restreint beaucoup le champ opératoire.

2° En faisant l'incision au niveau du bord supérieur du tarse, on se prive volontairement, et sans aucune compensation du bénéfice du redressement considérable que l'on seut obtenir si l'on fait l'incision beaucoup plus bas. On comprend en effet que le bras de levier sera plus considérable, le point fixe étant sur le cartilage, et le point mobile tout près du bord ciliaire.

3° Quelle que soit la déviation des cils, quelle que soit l'irrégularité de cette déviation, parfois limitée à un groupe restreint de cils, dont les uns sont fortement, les autres très faiblement inversés, l'opération est la même. C'est pour obvier à ces inconvénients que nous faisons des incisions limitées à l'étendue de la portion ciliaire déviée que toutefois nous dépassons toujours de deux millimètres environ à chaque extrémité, en pratiquant l'incision cutanée initiale.

4° Le nombre des sutures que nous appliquons est beaucoup plus considérable, parce que nous ne regardons pas les sutures seulement comme un moyen simple de réunion rapide et intime, mais parce que nous leur attribuons la propriété spéciale de relever les cils.

Aussi nous efforçons-nous d'appliquer des points de suture au niveau des cils les plus fortement introversés, et de prendre avec ces fils un point d'appui d'autant plus étendu sur le cartilage que la déviation est plus accentuée.

Si donc, nous résumons notre opération avec les modifications apportées par le Dr Gillet de Grandmont, nous voyons qu'elle se compose de cinq temps.

1° Application de la pince hémostatique pour la rapidité et la propreté de l'opération.

2° Incision cutanée allant de la commissure interne, à deux millimètres de la commissure externe. Cette incision comme dans le procédé d'Anagnostakis doit être tracée à deux ou trois millimètres au-dessus du bord libre pour la paupière supérieure, au-dessous pour la paupière inférieure.

3° Dissection et excision de la portion du muscle orbitaire, recouvrant tout le tarse, depuis son bord supérieur jusqu'au niveau de la racine des cils.

4° Application des sutures, au nombre de six à huit, comprenant le bord inférieur de la plaie cutanée, le bord supérieur du tarse, et enfin la lèvre supérieure de l'incision

5° Pansement. Après avoir lavé soigneusement la plaie avec une solution antiseptique, et enlevé toute trace de sang, nous serrons les ligatures, en ayant soin de ne comprendre dans l'anse du fil, ou dans le nœud, aucun cil qui puisse engendrer de l'inflammation ou de la suppuration. Nous recouvrons la plaie, avec une petite compresse sèche d'ouate et gaze hygroscopique, saupoudrée intérieurement d'acide borique pulvérisé, et nous bandons l'œil. Dans certains cas, lorsque le malade est obligé de rentrer chez lui aussitôt après l'opération, on peut lui appliquer un pansement par occlusion antiseptique (Annales d'oculistique. — Sept. et Oct. 1883). Quelquefois même nous le laissons à l'air libre, prenant la précaution de faire passer plusieurs fois dans la journée le malade sous les vapeur d'acide phénique en solution, à 2 ou 3 pour 100, pulvérisé par l'appareil de Lister.

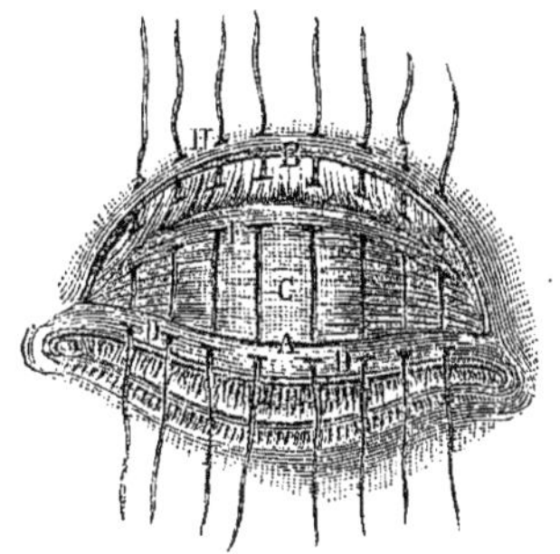

Fig. 2. — Procédé de Holz (vu de face).

A. Lèvre inférieure de l'incision cutanée.
B. Lèvre supérieure.
C. Cartilage tarse.
D. Point d'entrée du fil à suture dans la lèvre inférieure.
F. Point d'entrée du fil à suture dans le cartilage.
H. Point d'émergence du fil à suture dans la lèvre supérieure.

Entre F et H. Point d'émergence du fil hors du cartilage.

Le lendemain même pansement, et le surlendemain nous enlevons quelquefois toutes les sutures.

D'autres fois nous n'en retirons que la moitié, c'est-à-dire les sutures de rang pair, en ayant soin de laisser celles des extrémités.

Nous chloroformons le malade, lorsqu'il en manifeste le désir, et enfin nous opérons toujours sous les vapeurs antiseptiques, produites par un appareil de Lister, fonctionnant pendant toute la durée de l'opération.

Ces précautions ne sont point étrangères, nous en sommes convaincu aux succès de cicatrisation rapide que nous

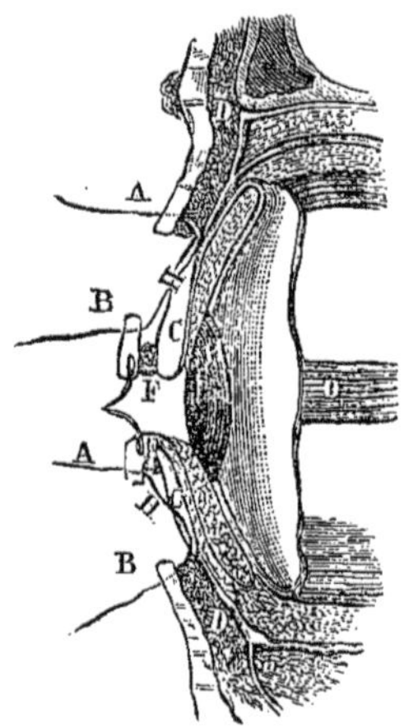

Fig. 3. — Procédé de Hotz appliqué à la paupière supérieure
et à la paupière inférieure (vu de profil).

AA. Lèvres supérieures des incisions cutanées.
BB. Lèvres inférieures des incisions cutanées.
CC. Cartilages tarses, inférieur et supérieur.
DD. Portions orbitaires du muscle orbiculaire.
FF. Portions ciliaires du muscle orbiculaire.
H. Cornée.
O. Muscle droit et globe oculaire.

obtenons toujours. Jamais, en effet, nous n'avons eu de suppurations des lambeaux ou des sutures, même chez les sujets manifestement strumeux.

OBSERVATIONS.

OBSERVATION I (personnelle et inédite).

Entropion total des deux paupières supérieures ; trichiasis.

C..., cultivateur, 35 ans, se présente à la clinique du Docteur Gillet de Grandmont en juin 1882. Il est affecté de kérato-conjonctivite granuleuse double ayant déterminé une perforation de la cornée gauche actuellement cicatrisée. Keratocone et staphylôme antérieur consécutifs.

Le malade a déjà été opéré deux fois sans succès par Desmarres, et soigné récemment à la maison Dubois, par l'eau blanche.

Opéré en juillet 1882, par le Docteur Tillet, chef de clinique de Hotz, dont il nous montre le procédé pour la première fois.

Quatre fils sont appliqués à chaque paupière supérieure et enlevés le surlendemain.

Guérison radicale et permanente de l'entropion et du trichiasis.

Amélioration des cornées.

OBSERVATION II (inédite et personnelle).

Entropion total des deux paupières inférieures ; trichiasis.

D..., 40 ans, cultivateur à Fontainebleau, est atteint de blépharite chronique avec entropion des deux paupières inférieures, trichiasis consécutif ayant déterminé une kératite ancienne avec taies de la cornée droite et une kératite panniforme actuelle à l'œil gauche.

Opéré le 7 juillet (82), à la clinique, par le Dr Tillet. Quatre sutures à chaque œil. Enlevées le surlendemain.

Guérison.

Le malade revient un an après guéri de son entropion et de son trichiasis et présente à la paupière inférieure gauche un chalazion qu'on lui enlève.

OBSERVATION III (personnelle et inédite).

Entropion et trichiasis des deux paupières supérieures.

P..., âgé de 23 ans, employé, vient à la clinique pour une kératite panniforme double avec taies anciennes suite de kératites strumeuses datant de l'enfance. Il présente en outre un trichiasis avec entropion des deux paupières et du strabisme optique convergent double.

Le malade a déjà été opéré par le professeur Le Fort et par le Dr Chevallereau, qui a seulement pratiqué l'épilation.

15 juin 82. Après avoir amélioré les kératites on propose au malade l'opération du trichiasis que l'on pratique successivement aux deux paupières, et suivant le procédé de Hotz.

Le 17. Enlèvement des fils, les paupières sont redressées et les cils aussi.

Le malade sort de la clinique guéri de son entropion et de son trichiasis.

1er août 82. Correction du strabisme convergent double par la ténotomie des deux droits internes. Application d'un point de suture à la conjonctive de chaque œil.

Le 2. Ablation des fils. — Guérison.

Le 20 mai 1884, c'est-à-dire presque deux ans après l'opération du trichiasis et de l'entropion, le malade revient nous voir sur notre demande et se trouve sinon guéri complètement, du moins soulagé considérablement. En effet il présente encore quelques cils grattant non plus la cornée, ce qui explique la tolérance, mais la conjonctive au niveau de la caroncule et aussi à la commissure externe du côté droit.

L'œil gauche est complètement guéri. L'acuité qui, le 15 juin 82, jour de l'opération, était la suivante :

OD compte les doigts à 1^m.

OG s = 1/18, est devenue :

OD s = 1/60.

OG s = 1/16, échelle de Giraud-Teulon.

Nous croyons que la récidive au niveau des commissures a été causée dans ce cas par l'emploi de la pince de Desmarres qui ne permet pas, comme nous l'avons fait observer, de pratiquer une incision assez étendue vers les commissures.

OBSERVATION IV (personnelle et inédite).

Entropion des deux paupières supérieures ; trichiasis.

G..., 43 ans, marchand ambulant, est atteint depuis 30 ans de kérato-conjonctivite granuleuse panniforme double, pour laquelle il a été cautérisé si souvent et si violemment qu'il n'y a plus de culs-de-sac palpébraux ; trichiasis consécutif avec entropion des deux paupières supérieures, affection remontant à une époque très éloignée.

Epilations repétées.

Opéré en 1881 à l'hôpital Lariboisière, par le procédé de Gaillard. Trois ligatures à chaque paupière, ligatures qui ont laissé des traces encore apparentes surtout à gauche. — Insuccès.

12 août 1882. Le malade, étant chloroformé, on opère les deux paupières par le procédé de Hotz, combiné avec la canthoplastie. Succès immédiat complet.

Le 30. Iridectomie pratiquée sur l'œil droit dans le but d'améliorer la vision troublée par le pannus plus considérable alors de ce côté.

1er juin 1884. Deux ans après environ, nous revoyons le malade qui présente encore une kératite vasculaire double, de moyenne intensité.

L'entropion et le trichiasis de l'œil droit sont complètement guéris. A gauche il y a encore deux petits cils lanugineux qui grattent la caroncule très légérement et n'incommodent pas le malade outre mesure.

La conjonctivite granuleuse, sous l'influence d'un collyre à l'acétate de plomb, que le malade instille lui-même dans ses yeux, a pour ainsi dire disparu et n'est plus qu'à l'état latent.

Le malade qui comptait à peine les doigts à 1 mètre voit maintenant à lire et écrire.

OBSERVATION V (personnelle et inédite).

Distichiasis moyen des deux paupières supérieures.

Eugène L..., 19 ans, garçon épicier, est atteint depuis quatre ans, de conjonctivite granuleuse, et de distichiasis moyen consécutif des deux paupières supérieures.

Le 15 juillet, il se présente à la clinique pour une crise de kératite interlamellaire de l'œil gauche.

Après avoir amélioré la kératite et la conjonctivite granuleuse, par un traitement à l'acétate de plomb, en solution saturée dans la glycérine, on propose au malade de le délivrer de son distichiasis.

On opère l'œil gauche le 31 août 1882, par le procédé de Hotz. Application de trois sutures que l'on enlève dès le lendemain.

5 septembre 1882. Même opération à l'œil droit, quatre sutures enlevées aussi le lendemain. Guérison.

OBSERVATION VI (personnelle et inédite).

Distichiasis des deux paupières supérieures.

Mme G..., 30 ans, employée de commerce à Bordeaux, se présente à la clinique, le 20 mai 1882, pour un trichiasis par rangée supplémentaire affectant la totalité des deux paupières supérieures, qui ont déterminé des kératites à récidives multiples. Taies centrales, peu profondes, des deux cornées.

La malade a déjà fait épiler les cils, et Desmarres a pratiqué chez elle plusieurs opérations sans succès.

A cette époque, le procédé de Hotz était encore inconnu du Dr G. de Grandmont, qui propose à la malade une opération qu'elle refuse.

Nous ne nous rappelons pas plus que la malade, du reste, quel procédé devait alors être employé.

Alors, sur son désir, les cils furent épilés, et Mme G... ne revint nous voir qu'un an après.

A cette époque, la malade nous revient, et se décide enfin à l'opération, pratiquée par le procédé de Hotz.

11 avril 1883. Les deux paupières sont opérées, à deux jours d'intervalle, et au bout de six, à dater de la première opération, c'est-à-dire le 17 avril, la malade sort guérie et reprend ses occupations, qu'elle avait été obligée de cesser. Les sutures au nombre de huit, pour chaque paupière, furent enlevées au bout de 48 heures.

OBSERVATION VII (personnelle et inédite).

Entropion des deux paupières supérieures ; trichiasis des paupières supérieures et inférieures des deux yeux.

Mme D..., 34 ans, sans profession, se présente à la clinique pour une conjonctivite granuleuse double datant de l'âge de 13 ans.

Trichiasis intéressant les deux paupières de chaque œil, entropion, des deux paupières supérieures seulement : affections pour lesquelles elle a déjà subi, il y a neuf ans, deux opérations à Strasbourg.

Le trichiasis et les granulations conjonctivales ont déterminé des kératites chroniques avec taies anciennes consécutives situées un peu sur tous les points de la cornée. Kératocome double.

OD s = 1/4, OG compte les doigts à 30 centimètres seulement.

14 avril 1883. Deux jours après la première consultation, la malade se décide à l'opération pratiquée par le procédé de Hotz à la paupière supérieure gauche d'abord.

Le 16. Ablation des fils au nombre de huit à la paupière supérieure gauche et opération de la paupière supérieure du même côté.

Le 17. Quatre fils de la paupière inférieure gauche.

Le 18. Ablation des quatre fils restant à la paupière inférieure gauche.

Le 20. Même opération pour la paupière supérieure droite.

Le 21. On enlève tous les fils au nombre de 7.

Le 22. On opère la paupière inférieure droite.

Le 23. Ablation des fils au nombre de 7.

Le 25. La malade n'étant plus incommodée par son trichiasis commence un traitement à l'acétate de plomb, comme d'usage à la clinique.

5 mai 1883. La malade s'étant servie par inattention d'une solution phéniquée un peu forte présente une kératite aiguë double se traduisant par une desquamation épithéliale des cornées, que l'on améliore rapidement par les inonctions de vaseline sur les paupières et dans l'œil même, associées aux instillations de collyre à l'atropine au 1/200 (deux gouttes par jour).

Le 7. Le kératocone de l'œil gauche s'accentue. Paracentèse de la chambre antérieure.

Le 15. La malade est guérie de ces différents accidents et ne présente plus que sa conjonctivite granuleuse améliorée toutefois. Pannus léger à gauche. Les taies préexistentes et le kératocone persistent, mais sans aggravation notable.

11 juin. La malade revient et se plaint de chatouillement des cornées.

Elle présente, en effet, une récidive de trichiasis pur des deux paupières inférieures seulement. Les supérieures restent saines.

On recommence alors l'opération pour les deux paupières inférieures seulement et le même jour.

Le 13. La malade sort guérie et la guérison se maintient jusqu'au 15 janvier 1884, époque à laquelle nous l'avons perdue de vue.

OBSERVATION VIII (personnelle et inédite).

Entropion de la paupière supérieure droite ; trichiasis des deux paupières
supérieures.

Vve G..., 73 ans, ménagère, est atteinte de cataracte radiée sénile
des deux yeux

$$\text{OD } s = 1/6 \quad \text{OG } s = 1/60$$

et présente en outre un entropion de la paupière supérieure droite avec
trichiasis des deux paupières supérieures. Kératite légère OD, limitée
la partie moyenne et externe de la cornée. Catarrhe conjonctival des
deux yeux.

22 avril 1883. L'opération de Hotz proposée et acceptée par la malade
est pratiquée le même jour sur les deux paupières.

Application de 8 fils à chaque paupière.

23 août. Ablation des fils. Guérison.

15 juin 1884. La malade revient nous voir sur notre demande.

A la paupière supérieure droite il reste encore deux cils qui viennent
gratter le cul-de-sac externe, mais ne paraissent pas incommoder beaucoup l'œil, qui présente seulement une légère conjonctivite angulaire.

L'œil gauche est guéri et la correction paraît devoir se maintenir. Les
cataractes progressent toujours.

OBSERVATION IX (personnelle et inédite).

Trichiasis des deux paupières supérieures.

Marie B..., 56 ans, cuisinière, se présente à la clinique le 24 septembre
1883.

Elle est atteinte de trichiasis des paupières supérieures, de strabisme
externe paralytique de l'œil droit, de paralysie de la pupille avec synéchies
postérieures multiples, suites de contusion de l'orbite et du globe.

Galezowski pratiqua, il y a quinze ans environ, la ténotomie du droit
externe, l'opération ne fut pas suivie de succès.

OD compte les doigts à 1 m.

OG s = 1 faible.

Amblyopie ex non usu de l'œil droit, probablement consécutive à la
paralysie musculaire.

26 septembre 1883. Opération du trichiasis des deux paupières, le
même jour.

Aussitôt l'opération, la malade rentre chez elle et revient le lendemain.

Le 27. On enlève la moitié des fils de chaque suture et les autres le surlendemain.

La malade reprend ses occupations, et la déviation des cils est entièrement corrigée.

OBSERVATION X (personnelle et inédite).

Entropion et trichiasis total de la paupière supérieure droite.

Vve C..., 60 ans, ménagère, se présente à la clinique avec un ulcère menaçant de perforer la cornée droite, ulcère limité, occasionné sans doute par un trichiasis et entropion siégeant à la paupière du même côté.

En outre, la pupille est naturellement dilatée, le globe dur et d'une tension égale à $+$ 2. Pas d'irrisation des lumières. Pas d'excavation papillaire ; toutefois craignant un glaucome chronique bien qu'il n'y ait pas de douleurs caractéristiques, on pratique d'abord une sclérotomie et quatre jours après cette première opération, c'est-à-dire le 11 janvier 1884, l'état du globe étant notablement amélioré, on opère l'entropion par le procédé de Hotz.

Application de 8 sutures dont on enlève les fils le surlendemain seulement. Quatre jours après la malade sort de la clinique guérie.

15 juin 1884. Nous avons voulu revoir la malade et nous avons contaté la permanence de la correction ciliaire.

OBSERVATION XI (personnelle et inédite).

Entropion léger des deux paupières de l'œil droit ; trichiasis
total concomitant.

Marie D..., 63 ans, est atteinte depuis dix-septans d'une conjonctivite granuleuse des deux yeux.

Depuis deux ans, elle présente en outre un trichiasis avec entropion de deux paupières droites, affections qui ont déterminé une kératite chronique diffuse à gauche, taie ancienne envahissant la moitié interne de la cornée.

La malade n'a encore subi aucune opération pour trichiasis. Elle n'a même pas été épilée.

Giraud.   4

5 mai 1884. On opère le même jour ses deux paupières malades (procédé de Hotz), et le lendemain on enlève les sutures au nombre de 7 pour la paupière supérieure et de 6 pour la paupière inférieure. Quatre jours après, la malade sort guérie.

Actuellement encore la correction est permanente.

OBSERVATION XII (personnelle et inédite).

Entropion et trichiasis des deux paupières supérieures.

Mme B..., 35 ans, sans profession, est atteinte depuis quinze ans de kérato-conjonctivite granuleuse double suivie de trichiasis supérieur avec entropion léger, pour lequel elle a été opérée il y a six ans, par Sichel fils. Blépharophimosis des deux yeux.

Avant tout traitement des conjonctivites, on propose à la malade l'opération que l'on pratique par le procédé de Hotz associé à la canthoplastie ayant pour but de remédier au blépharophimosis.

18 mai 1884, c'est-à-dire deux jours après, on enlève les sutures, la malade sort guérie de son trichiasis et l'on institue le traitement antigranulaire.

La guérison est encore permanente chez notre malade qui vient toujours à la clinique pour suivre son traitement antigranulaire.

OBSERVATION XIII (personnelle et inédite).

Entropion et trichiasis total de la paupière supérieure droite.

Mlle C..., 22 ans, sans profession, à Chantilly, a été opérée il y a quatre ans, par Meyer, pour un trichiasis de l'œil droit, opération suivie d'insuccès, car la paupière supérieure porte encore un entropion léger avec trichiasis intense concomitant.

Trois cicatrices verticales divisant la paupière en trois parties égales indiquent suffisamment que le procédé employé par M. Mayer a été celui de Gaillard, dont l'insuffisance dans ce cas se trouve démontrée.

La paupière inférieure est rouge, mais indemne.

Pas de granulations, mais kératite panniforme légère.

26 mai 1884. La malade préalablement chloroformée est opérée suivant la méthode de Hotz.

Application de 7 sutures que l'on enlève le lendemain. Guérison.

La malade repart le 27 mai pour Chantilly.

10 juillet. Deux mois et demie après, la guérison du trichiasis persiste et la kératite ne laisse plus que des traces légères.

(OBSERVATION XIV, personnelle et inédite).

Trichiasis partiel moyen de la paupière inférieure droite.

Angèle G..., 8 ans, est amenée le 9 juillet 1884, à la clinique pour un léger catarrhe conjonctival de l'œil droit.

A l'examen, on s'aperçoit qu'il est produit par le frottement de 4 cils situés à la partie moyenne de la paupière inférieure.

Pour guérir la conjonctivite et supprimer sa cause, on pratique de suite l'opération de Hotz sur toute la longueur la paupière qui a une tendance marquée à l'entropion ; l'opération a lieu pendant le sommeil chloroformique.

Application de 8 sutures.

Le lendemain, la paupière qui a été laissée à l'air libre est à peine gonflée. On laisse les fils.

Le surlendemain, c'est-à-dire le 11 juillet; il y a une petite hémorrhagie au niveau de la dernière suture externe. Ablation des fils de rang pair. 12 juillet, on retire les fils restant.

La correction obtenue est aussi satisfaisante que possible.

OBSERVATION XV (inédite).

(Communiquée par le Dr Gillet de Grandmont.)

Sœur C..., religieuse, âgée de 27 ans, se plaint d'une conjonctivite de l'œil gauche, qui date de plusieurs mois et qui aurait résisté à tous les traitements. Cette affection est caractérisée par une vascularisation de l'angle externe de l'œil, et une démangeaison insupportable de la région.

Nous constatons en effet, qu'un groupe de 5 à 6 cils situés à l'extrémité de la paupière supérieure sont introversés ; ils sont longs et ne peuvent être extraits du cul-de-sac qu'avec difficulté. Dès qu'ils sont dehors, la malade en ressent un bien être marqué et comprend, dès lors, la nécessité de l'opération qui lui est proposée.

Février 1884. L'opération de Hotz est pratiquée à la partie externe de la paupière supérieure; les fils sont enlevés; l'œil est laissé libre de tout pansement. La religieuse reprend ses travaux quelques jours après. Depuis cette époque elle a été revue, la guérison s'est maintenue. Inutile de dire que la conjonctivite angulaire et la démangeaison ont totalement disparu.

Si nous résumons nos opérations et leur résultat, nous arrivons à la statistique suivante, reposant non pas sur le nombre de malades, mais sur l'ensemble des paupières opérées, et par suite des cas de trichiasis et d'entropion corrigés.

Sur 29 opérations, M. le Dr Gillet de Grandmont en a fait 21 à la paupière supérieure, et 8 à la paupière inférieure.

Dans aucun cas l'insuccès n'a été immédiat.

Pas un seul cas de récidive totale, mais 5 cas de récidive partielle.

Dans tous les cas, la guérison a eu lieu par première intention, et sans complication.

« Hotz, de son côté, sur 177 opérations, en fit 142 à la paupière supérieure, et 35 à l'inférieure. »

« Pas un seul cas d'insuccès immédiat, mais 12 récidives.

« Dans 140 cas, la guérison eut lieu sans complication par première intention : dans 32 cas il y eut de la suppuration des points de suture. (Dor. — Revue générale d'ophtalmologie, 31 janvier 1884). »

CONCLUSIONS

Les avantages de l'opération de Hotz nous permettent
donc d'arriver aux conclusions suivantes, énoncées par
l'inventeur même de la méthode.

« 1° Elle n'est accompagnée d'aucun raccourcissement de
la paupière. »

« 2° Elle peut alors s'appliquer aux cas dans lesquels un
raccourcissement préexistant serait une contrindiction à
d'autres modes opératoires. »

« 3° Elle ne modifie en aucune façon la forme et l'aspect
de la paupière. »

« En cas de récidive, on peut la répéter » en totalité ou
en partie, suivant l'indication « et autant de fois qu'il sera
nécessaire. »

« 5° La tension de la peau reste la même, que la paupière,
soit élevée ou abaissée. »

INDEX BIBLIOGRAPHIQUE.

ABADIE. — Traité des maladies des yeux, 1877.

ANAGNOSTAKIS. — Annales d'oculistique, t. XXXVIII, p. 5.

ARLT. — Prager Vierteljahrschrift, 1845-51.

BERLIN. — Uber eine neuer operation verfahren bei Entropium des Oberen lides. Arch. fur ophthalm.

BRIÈRE (du Havre). — De l'entropion de la paupière supérieure; plusieurs cas opérés par le procédé de Snellen, simplifié. 1868.

CENNER. — De la division sous-cutanée de l'orbiculaire des paupières dans l'entropion et l'ectropion spasmodiques. Annales d'oculistique. Bruxelles, t. XXXIV.

DESMARRES. — Traité des maladies des yeux.

DOR. — Revue d'ophthalmologie, 31 janvier 1884.

GALEZOWSKI. — Traité des maladies des yeux, 2e édit., 1875.

GAILLARD. — Bulletin de la Société de Poitiers, 1844.

GAYET. — Annales d'oculistique, 1882.

GILLET DE GRANDMONT. — Annales d'oculistique, sept.-oct. 1883.

DE GRÆFE. — Arch. für ophthal. Berlin, 1853.

HOTZ. — Archives d'ophthalmology and otology de Knapp, vol. 8, no 2, 1879.

JASCHE. — Russlands Medical Zeitung, 1844.

KNAPP. — Archives d'ophthalmology and otology. New-York.

PANAS. — Dict. des sciences médic. de Jaccoud. Article Paupières.

PASANT. — Traitement du trichiasis et de l'entropion par la tarsoplastie. Thèse de doctorat. Lyon, 1883.

RAU. — Behandlung des Entropiums durch ligatur ohne Ausschneidung eines Hautstuckes. Arch. für Ophthalm. Berlin, 1855.

SAUNDERS. — Treatise on some practical point of the Diseases of the Eye

SPERINO. — Turin, 1872.

SNELLEN. — Zehenders Klinische Monatsblatter. Stuttgart, 1872.

WARLOMONT. — Annales d'oculist. Bruxelles.

WATSON. — Ophthalm. hosp. reports, 1874.

DE WECKER et MASSELON. — Chirurgie oculaire, 1879.

WOILLEMIER. — Clinique chirurgicale, 1862.

Paris. — A. PARENT, imp. de la Fac. de médec., A. DAVY, successeur, 52, rue Madame et rue M.-le-Prince, 14

Publications de la librairie A. DELAHAYE et E. LECROSNIER

ÉDITEURS

Traité de pathologie interne, par S. JACCOUD, professeur de pathologie médic. à la Faculté de médec. de Paris, etc. 7e édition. 3 forts vol. in-8 avec figures dans le texte et 37 planches en chromolithographie. 1883..... 50 fr.
Cartonné.. 53 fr. 75

Curabilité et traitement de la phthisie pulmonaire, leçons faites à la Faculté de médecine par S. JACCOUD, professeur de pathologie médicale à la Faculté de Paris, etc, 1 vol. in-8, 10 fr., cartonné............... 11 fr.

Leçons de clinique médicale, faites à l'hôp. de la Charité, par S. JACCOUD, professeur, e c. 1 fort vol. in-8 avec 878 pages avec 29 figures et 11 planches en chromolithographie. 3e tirage 1874, 15 fr., cartonné............. 16 fr.

Leçons de clinique médicale, faites à l'hôp. Lariboisière, par S. JACCOUD, professeur, etc. 3e tirage. 1 vol. in-8 accompagné de 10 planches en chromolith.. 15 fr.
Cartonné.. 16 fr.

Traité de pathologie interne, appendice aux quatre premières éditions, par S. JACCOUD, professeur, etc. 1 vol. in-8........................... 7 fr.
Cartonné.. 8 fr.

Guide élémentaire du médecin praticien, par le Dr BUCHOLTZ. 1 vol. in-8.. 5 fr.

Éléments de pathologie exotique, 1o Maladies infectieuses; 2o Maladies des organes et des appareils; 3o Animaux et végétaux nuisibles, par M. NIELLY, professeur d'hygiène et de pathologie exotique à l'École de médec. navale de Brest, etc 1 vol. in-18 avec 29 figur s dans le texte....... 10 fr.

Traité de thérapeutique appliquée basé sur les indications, suivi d'un précis de thérap. et de posologie infantile et de notions de pharmacol. usuelle sur les médic. signalés dans le cours de l'ouvrage, par J.-B. FONSSAGRIVES, professeur de thérapeutique et de matière médicale à la Faculté de médecine de Montpellier, etc; 2e tirage augmenté d'un appendice comprenant les progrès recents réalisés en thérapeutique appliquée. 2 vol. in-8......... 24 fr.

Formulaire thérapeutique à l'usage des praticiens, contenant les notions et les formules relatives à l'emploi des médicaments, de l'électricité, des eaux minérales, de l'hydrothérapie, des climats et du régime, par le professeur FONSSAGRIVES. 1 vol. avec figures intercalées dans le texte. 1882. 4 fr.
Cartonné.. 4 fr. 50

Leçons de thérapeutique faites à la Faculté de médecine de Paris, par le professeur GUBLER, recueillies et publiées par le Dr F. LEBLANC, 2e édition. 1 vol. in-8. 18 fr ; cartonné..................................... 11 fr.

Leçons cliniques sur la syphilis étudiée plus particulièrement chez la femme, par Alfred FOURNIER, professeur à la Faculté de médecine de Paris, médecin à l'hôpital Saint-Louis, etc 2e édition, 1 fort vol. in-8 avec 8 planches en chromolithographie. 1881. 21 fr. ; cartonné.............. 22 fr.

Des dyspepsies gastro-intestinales. Clinique physiologique, par G. SÉE, prof. à la Faculté de méd. de Paris, etc. 1 vol. in-8, 1881.. 10 fr.
Cartonné.. 11 fr.

Du diagnostic et du traitement des maladies du cœur, et en particulier de leurs formes anormales, par le professeur GERMAIN SÉE. Leçons recueillies par le Dr F. LABADIE-LAGRAVE (clinique de la Charité, 1874 à 1876). 2e édition. 1 vol. in-8. 1883. 11 fr.; Cartonné..................... 12 fr.

Traité théorique et clinique de percussion et d'auscultation, avec un appendice sur l'inspection, la palpation et la mensuration de la poitrine, par E.-J. WOILLEZ, médecin honoraire de l'hôpital de la Charité, etc. 1 vol. in-18, avec 101 figures intercalées dans le texte..................... 10 fr.
Cartonné.. 11 fr.

Leçons cliniques sur les maladies du foie, suivies des leçons sur les troubles fonctionnels du foie, par CHARLES MURCHISON, professeur de clinique médicale, etc. Traduites sur la seconde édition et annotées par le Dr JULES CYR, lauréat de l'Académie de médecine, médecin consultant à Vichy. 1 vol. in-8 avec 46 figures dans le texte.................................... 12 fr.

Paris. — A. PARENT, imp. de la Fac. de médec., A. DAVY, successeur,
52, rue Madame et rue M.-le-Prince, 14.